AF363939

LES

SCHIZOPHYTES

PARASITES DE L'HOMME

ET DES ANIMAUX

PAR

F. ROCHAS

Docteur en médecine,
Licencié ès-sciences naturelles.

BALE, LYON, GENÈVE

HENRI GEORG, LIBRAIRE-ÉDITEUR

1884

LES SCHIZOPHYTES

I

Le rôle des micro-organismes dans l'économie générale de l'univers n'est plus à indiquer aujourd'hui. Les naturalistes ont montré depuis longtemps déjà la part immense que de simples animaux ou végétaux microscopiques, mais en nombre incalculable, ont prise, à des époques géologiques diverses, dans la formation même du globe. C'est ainsi, pour ne citer que quelques exemples, que des Algues à membrane cellulaire silicifiée, mesurant au plus un à deux millimètres de longueur, les Diatomées, ont presque exclusivement à elles seules constitué des dépôts d'une étendue considérable. La ville de Berlin est bâtie sur une de ces assises de 23 mètres d'épaisseur. Des terrains entiers, comme le Crétacé, ne sont composés essentiellement que des restes de Protozoaires agglomérés en masses énormes.

Mais indépendamment des faits de cet ordre, et à ne considérer que le rôle actif joué par un grand nombre d'êtres inférieurs dans les phénomènes de fermentation, et l'influence qu'ils exercent sur les manifestations de la vie à la surface de la terre, on est arrivé à cette notion, irréfutablement démontrée aujourd'hui, que ces infiniment petits sont avant tout les agents puissants de la transformation des matières organiques entrant dans la constitution des plantes et des animaux. Par eux, la substance protoplasmique, que la vie a abandonnée, incapable de se détruire sous la seule influence de l'oxygène, est, dans des conditions déterminées, réduite en ses constituants minéraux. Les produits de cette décomposition sont repris ultérieurement par les végétaux, qui les élaborent et les élèvent de nouveau à l'état de matière organisée, jusqu'à ce que le cycle des mêmes phénomènes se reproduise. A la vérité, une portion du protoplasma que les plantes fabriquent est absorbée par les animaux, et décomposée par eux. Mais la quantité en est minime, et la plus grande partie ne se résout en ses éléments inorganiques préexistants que sous l'action de ces êtres microscopiques, agents de la fermentation et de la putréfaction. C'est donc grâce à eux, dit M. Duclaux, « que l'équilibre se maintient entre la nature vivante et la nature morte, que l'air a toujours la même composition et que les eaux sont toujours également fertilisantes ».

La grandeur et l'importance de pareils phénomènes ne pouvaient qu'exciter l'attention des naturalistes et des chimistes, et quand, par des procédés d'investigation de plus en plus sûrs, les expérimentateurs arrivèrent à suivre l'œuvre destructive de ce monde d'invisibles jusque dans l'intérieur des organismes vivants, la médecine elle-même entra dans une voie nouvelle.

Un grand nombre de questions restées jusqu'alors sans réponse furent résolues scientifiquement. Des troubles pathologiques de divers ordres, des maladies inconnues dans leurs causes et leur nature essentielle, comme les maladies contagieuses, purent être rapportés à leur véritable origine, la présence dans les milieux organiques d'éléments vivants capables d'exercer au sein de l'économie une action nocive plus ou moins profonde et étendue. De nombreuses recherches furent entreprises, et soit au point de vue de l'hygiène, soit en ce qui touche la thérapeutique elle-même, on ne peut qu'applaudir au zèle des observateurs. Malheureusement quelques-uns se sont laissé entraîner à généraliser outre mesure les notions acquises sur certaines affections d'origine nettement parasitaire, et à voir dans tous les états pathologiques des conséquences de l'intervention d'éléments vivants, de germes propres à chacun d'eux. Et de la publication prématurée d'une multitude de travaux entrepris dans cette direction il est résulté une confusion regrettable, qui porte non seulement sur le mode d'action, mais sur la nature et la détermination même de ces éléments contaminateurs.

Désignés tour à tour et indistinctement sous le nom de microzymas, de schizomycètes, de schizophytes, de microphytes, de bactéries, etc., ces micro-organismes ont été réunis par M. Sédillot sous la dénomination commune de microbes, qui, si vague qu'elle soit, est généralement employée dans le langage courant.

Les opinions les plus contradictoires ont été émises sur la place qui doit être assignée aux microbes dans la série des êtres vivants. D'abord rattachés, en grande partie du moins, aux cadres zoologiques, ils ont été ensuite classés parmi les végétaux par la plupart des naturalistes, et par quelques-uns, d'après Hæckel, dans un groupe intermédiaire, le règne des Protistes, sorte de terrain neutre, d'où seraient sortis, comme deux rameaux d'un tronc commun, les règnes végétal et animal. Quelles que soient les raisons qui militent en faveur de l'opinion du professeur d'Iéna, la nature nettement végétale des microbes ne fait plus de doute aujourd'hui. Et, à n'envisager que leurs formes et leur mode de reproduction, qui pourrait songer encore à les regarder avec Fournié, G. Sée, etc., comme des produits pathologiques, comme de simples épiphénomènes survenant dans le cours de certaines maladies ?

La même incertitude a régné sur la répartition de ces êtres dans les classes végétales. Compris dans les groupes les plus élémentaires, les Thallophytes, ils ont été souvent réunis en totalité aux champignons, et répartis dans les familles des Schizomycètes (bactériens), des Saccharomycètes (levûres, champignon du muguet, etc.), des Mucorinées (Mucor mucedo et autres formes, désignés trop indistinctement sous le nom de moisissures), des Périsporiacées, auxquelles appartiennent le Penicillium glaucum, l'Aspergillus, etc. Bien que les Schizomycètes soient pour la plupart incolores et qu'ils présentent en outre certains caractères qui leur sont communs avec les Champignons, on tend généralement aujourd'hui, surtout en France, à les rapprocher des Algues. On revient ainsi aux idées de Davaine, de Rabenhorst et surtout de Cohn, qui désigne ces végétaux sous le nom de Schizophytes, actuellement accepté par des naturalistes autorisés, et notamment par Eug. Fournier dans une récente analyse de l'important travail de Zopf sur les Schizomycètes. M. Van Tieghem, si compétent en pareille matière, en fait, sous le nom de Bactériacées, un groupes d'algues inférieures de l'ordre des Cyanophycées.

Quoi qu'il en soit, tous ces végétaux, et particulièrement les Saccharomycètes bien étudiés à cet égard, possèdent la propriété de déterminer des phénomènes de fermentation. Toutefois, à l'exemple de Fournier, dans son mémoire cité plus haut, je bornerai cette étude aux Schizophytes, qui nous intéressent plus particulièrement au point de vue médical.

L'organisation des Bactériacées est des plus élémentaires. Leur thalle, ou système végétatif, est constitué par des cellules semblables entre elles, tantôt dissociées, tantôt unies en filaments plus ou moins allongés, droits, infléchis, ou hélicoïdes, mobiles ou non, quelquefois pelotonnés sur eux-mêmes. Dans quelques formes, le thalle est d'aspect membraneux ; dans d'autres, il est représenté par de petites masses cubiques ayant l'apparence de paquets serrés par des cordons. Ces éléments cellulaires possèdent une membrane d'enveloppe susceptible, dans certains cas, de se gélifier, de se tranformer en une gangue visqueuse et incolore, qui les englobe en masses plus ou moins opaques auxquelles Cohn a donné le nom de Zooglæa. Les Bactériacées sont dépourvues de chlorophylle, et vivent aux dépens des matières organiques. Il en est qui ne se développent qu'au contact de l'air (aérobies), et d'autres seulement en l'absence d'oxygène libre (anaérobies). Quoique ces végétaux soient le plus souvent incolores, quelques Bactériacées ont la propriété soit d'absorber, soit de produire divers principes colorants. Le *Micrococcus pyocyaneus*, par exemple, colore le pus en bleu, le *M. prodigiosus* donne au lait une teinte rouge, le *Bactérium synxathum* le colore en jaune, le *B. cyanogenum* en bleu, etc. (Bactériacées dites *chromogènes*). Enfin, le développement des Schizophytes s'effectue suivant deux modes différents, par formation endogène de spores, et par scissiparité. La sporulation ne se produit en général que dans des conditions particulières de milieu, et consiste dans la segmentation, au sein des cellules, de la masse protoplasmique en un certain nombre de petits corps arrondis, ou *spores*, susceptibles, une fois mis en liberté, d'entrer en germination. Ces spores opposent une résistance considérable aux agents destructeurs, et ne se développent en filaments nouveaux que lorsque les conditions favorables à leur germination se trouvent réalisées. L'existence de ces corps reproducteurs permet d'expliquer les faits que MM. Leplat et Jaillard opposèrent à Pasteur, à propos de ses observations sur le charbon. Le sang d'animaux morts de cette affection, resté virulent, bien que ne présentant pas de bactéridies, contenait l'élément contaminateur à l'état de spores. C'est de la même façon qu'on peut expliquer la différence des résultats obtenus par Toussaint et par Koch dans leurs recherches sur le parasite de la tuberculose. Les *Micrococcus* observés par le savant français ne sont très probablement que des spores du Bacille de Koch.

Les phénomènes de division cellulaire qui caractérisent le mode de reproduction par scissiparité sont plus ou moins compliqués, et correspondent à trois types morphologiques principaux, suivant que le cloisonnement a lieu dans une, deux ou trois directions. Quelques botanistes, et en particulier Wunsche, Van Tieghem ont utilisé ces caractères dans leurs essais de groupement des diverses formes que présentent les Bactériacées. Il importe de passer en revue ces formes nombreuses, et de discuter la valeur des classifications qui en ont été proposées.

II

Les travaux les plus récents entrepris sur les Schizophytes montrent combien sont incomplètes les connaissances acquises jusqu'à ce jour sur le polymorphisme de ces êtres et sur le lien qui les unit entre eux. Et la difficulté d'établir des limites nettes entre les diverses formes observées s'élève non seulement quand il s'agit de différencier ce que l'on est convenu en histoire naturelle de désigner sous les noms de genre et d'espèce, mais elle se produit parfois même en ce qui concerne la distinction des groupes principaux, sous-familles ou tribus. Il semble pourtant qu'alors les caractères sur lesquels on s'appuie soient assez tranchés pour se reconnaître aisément au premier examen. Or, là encore, les observateurs doivent se prémunir contre de nombreuses causes d'erreurs. C'est ainsi que les trois types fondamentaux de la famille des Bactériacées, distingués par le sens suivant lequel s'opère le cloisonnement cellulaire, peuvent se confondre à certaines périodes de leur évolution.

Ces réserves faites dès maintenant, pour ne point accorder aux classifications des Schizophytes plus de valeur qu'elles n'en ont en réalité, on peut avec Van Tieghem diviser cette famille végétale en trois tribus de la façon suivante :

I. Une direction de cloisonnement. Thalle filamenteux, parfois rendu massif par le pelotonnement et l'agrégation des cellules dissociées. — *Bactériées*.

II. Deux directions de cloisonnement. Thalle membraneux, se dissociant en tétrades carrées à mesure qu'il s'accroît. — *Méristées*.

III. Trois directions de cloisonnement. Thalle cubique, se dissociant en cubes, à mesure qu'il s'accroît. — *Sarcinées*.

Aux Bactériées se rattachent de nombreuses formes, telles que les Bactéries, les Bacilles, etc., Les Sarcinées sont représentées par le *Sarcina* que l'on rencontre chez l'homme dans l'estomac, la vessie, etc., et dans des conditions pathologiques variées.

Or, d'après M. Van Tieghem lui-même, il faut remarquer

que dans les Méristées « la division cellulaire peut s'effectuer
un certain temps dans une même direction, et que dans le
Sarcina elle peut avoir lieu d'abord dans le même plan en
tétrades ». Zopf, de son côté, a décrit dans une forme de
Bacterium, type filamenteux, comme on sait, des prolonge-
ments tabulaires, comme chez les *Merismopœdia*, et l'a dé-
signée, pour cette raison, sous le nom de *Merismopœdioïdes*.
Quoi qu'il en soit, et en laissant de côté les Méristées sans
intérêt pour nous, c'est dans les Bactériées que nous allons
rencontrer le polymorphisme le plus compliqué qui se puisse
observer.

D'abord réunis sous le nom de Vibrionides par Bory de
Saint-Vincent, ces micro-organismes furent groupés par
Ehrenberg dans une famille mieux délimitée, celle des Vi-
brionia, divisée en : 1° *Bacterium*, à corps linéaire et flexible ;
2° *Vibrio,* à corps linéaire, serpentiforme et flexible ; 3° *Spirochæla*, à corps spiralé, flexible ; 4° *Spirillum,* à corps spiralé, inflexible. Dujardin conserva cette classification, en
confondant toutefois les *Spirochæla* et les *Spirillum* en un
seul genre. Enfin, Davaine, en 1864 et 1871, classa les Vi-
brioniens dans l'ordre suivant, qui n'était autre que le précédent modifié seulement par l'adjonction du genre nouveau
Bacteridium, caractérisé par l'absence de mouvements :

Filaments droits ou infléchis , mais non tournés en hélice.	se mouvant spontanément	rigides..	*Bacterium*
		flexueux	*Vibrio*
	immobiles......................		*Bacteridium*
Filaments tournés en hélice			*Spirillum.*

Généralement admise au début, la classification de Davaine
dut être refondue peu après, dès que l'on connut mieux les
caractères morphologiques des Bactériées. A ce point de vue,
et malgré ses imperfections, celle de Kohn a réalisé sur la
précédente un progrès véritable.

Aux formes les plus simples, constituées uniquement par
des cellules arrondies, isolées ou rassemblées en chapelets,
on donne, avec Hallier, le nom de *Micrococcus*. Ces petits
corps peuvent présenter dans quelques cas l'aspect de granulations brillantes, extrêmement ténues, de simples points

(*Bactérie point* de Davaine). Klebs a désigné sous le nom de *Microsporon* ceux qui ont le diamètre le plus réduit. Qu'une cellule de *Micrococcus* se segmente, sans que les articles arrondis qui résultent de cette division se dissocient, on a le microphyte en 8 de chiffre indiqué par Pasteur (*Diplococcus* de Billroth). Kohn fait de ces formes globuleuses sa tribu de *Sphærobacteria*. On les subdivise généralement en trois groupes secondaires suivant leurs propriétés, soit de colorer le milieu où ils se trouvent ou de se charger eux-mêmes de pigment aux dépens de corps étrangers (*Micrococcus chromogènes*), soit de déterminer des phénomènes de fermentation (*M. zymogènes*), soit enfin de produire certaines maladies quand ils sont introduits dans l'organisme (*M. pathogènes*). C'est à ces derniers qu'on a rattaché le *Micrococcus diphthericus*, et un certain nombre d'autres à l'action desquels on a attribué diverses affections, comme l'érysipèle, la septicémie de la souris (Koch), la gonorrhée, etc. Le *Micrococcus ureæ* est un des plus importants à connaître parmi les Zymogènes. C'est lui qui détermine dans l'urine la formation du carbonate d'ammoniaque.

Lorsque les Bactériées offrent l'aspect de cellules cylindriques courtes et dissociées, on les désigne sous le nom de *Bacterium*. Elles constituent la seconde tribu des Bactériens de Kohn : les *Microbacteria*, distingués également en *chromogènes, zymogènes* (*B. termo* ou de la putréfaction, etc.), et *pathogènes* (B. du choléra des poules, de la septicémie des lapins, etc.).

Quand les cellules sont plus grosses et restent unies en baguettes, ce sont les Bacilles (*Bacillus*) qui réalisent le type de la troisième tribu de Kohn : les *Desmobacteria*, caractérisés par un corps filiforme. Dans ce groupe sont les Bacilles chromogènes (*B. ruber, syncyanum*, etc.), zymogènes (*B. subtilis, butyricus*, etc.), et pathogènes (B. de l'anthrax, de la morve, de la tuberculose). A côté des bacilles, faut-il placer, comme on le fait généralement, les *Leptothrix* (*L. buccalis*) qui ne s'en distinguent que par leur longueur plus grande ?

Enfin les filaments enroulés en spirale ont reçu les noms de *Spirillum* quand ils présentent plusieurs tours d'hélice, *Spirochæta* quand ils sont plus allongés, et de *Vibrio* lorsqu'ils sont, au contraire, plus courts. Les *Spirillum*, *Spirochæta* et *Vibrio* forment la quatrième tribu : les *Spirobacteria*, parmi lesquels figure le *Spirochæta Obermeieri* de la fièvre récurrente.

Le groupement des diverses formes des Bactériées, tel que l'a compris Kohn, offre le grand avantage de faire disparaître de la nomenclature le genre *Bacteridium* de Davaine, qui n'a plus sa raison d'être depuis qu'on a reconnu que toutes les Bactériées peuvent être alternativement mobiles et immobiles, et de réduire le genre *Vibrio* à ses véritables proportions, ce terme ne s'appliquant plus qu'à une forme raccourcie de Spirille. Mais en simplifiant d'un côté, était-il bien nécessaire d'autre part de créer, est-il légitime de conserver le groupe autonome des Sphærobactériées ? Ces *Micrococcus* ont-ils été suffisamment étudiés dans leur développement, et méritent-ils d'être élevés au rang de genre ? Peut-être en est-il ainsi pour quelques-uns, mais le nombre doit en être singulièrement réduit. Il faut en distraire d'abord les spores des autres Bactériées ou celles de certains végétaux cryptogames distincts de ces dernières ; les *Zooglœa* qui ne représentent plus qu'une phase de développement commune à plusieurs formes de Schizophytes ou d'autres Algues, telles que le *Gliothrix tenerrima* de Zopf ; les *Diplococcus* eux-mêmes qui ont été observés comme un état transitoire du *Crenothrix Kuhniana*, etc. Eug. Fournier insiste justement sur ces faits, et signale encore des observations semblables dues à Miquel et à Giard, et desquelles il ressort que des Bacilles filamenteux, des *Cladothrix*, des *Crenothrix*, etc., de diverses formes, ont présenté, sous l'influence de certaines conditions de milieu, l'aspect de *Micrococcus*, de *Zooglœa*, etc. Enfin n'a-t-on pas confondu parfois avec des Bactéries globuleuses les granulations moléculaires ou autres corpuscules normaux appartenant aux tissus de l'homme et des animaux, et cela malgré les caractères différentiels qu'en ont donnés Robin et Hiller, et qui sont tirés soit de l'aspect même de ces corps, soit de l'action exercée sur eux par certains réactifs ? Si de nouvelles recherches resserrent encore la place occupée dans la classification par les Sphærobactéries, combien restera-t-il de *Micrococcus* vrais qu'on puisse réunir en un groupe autonome et distinct ? Il faudra sans doute y renoncer, et accepter à cet égard purement et simplement les idées de Robin, formulées depuis longtemps déjà.

Des considérations de même ordre peuvent s'appliquer à la délimitation des *Micro, Desmo* et *Spirobacteria* de Kohn. Il est des cas, en effet, où il devient impossible de distinguer un *Bacterium* allongé d'un Bacille court. Même dans le développement du *Bacterium merismopœdioïdes*, Zopf a vu des articles courts de *Bacterium* donner par segmentation naissance à des articles allongés de Bacilles, et inversement. D'autres faits, non moins remarquables, tels que la transformation dans des conditions de milieu convenables du *Bacterium aceti* en *Leptothrix*, paraissent légitimer l'opinion de ce naturaliste, qui a supprimé le terme de *Bacillus* pour lui substituer celui de *Bacterium*. Ajoutons, à ce propos, qu'il serait grand temps d'abandonner ou tout au moins de restreindre l'emploi de cette dénomination de Bacille, dont les savants allemands se sont servis et se servent encore trop souvent sans mesure, comme on a abusé en France du terme de Vibrion. Quelques micrographes ont essayé de distinguer les Bacilles des Bactéries par la présence ou l'absence de spores, et dans une analyse toute récente du livre de Miquel, M. Hache conseille encore « de rechercher si l'espèce en bâtonnet fournit de ces spores brillantes si fréquemment observées chez les Bacilles ; d'après les remarques faites jusqu'à ce jour, les *Bacterium* n'en produiraient pas. » Or, ces remarques sont absolument erronées, et l'on a constaté des spores tout aussi bien chez les *Bacterium* et les Spirilles que chez les Bacilles.

Les *Leptothrix*, qui ne sont pour beaucoup de naturalistes que des Bacilles réunis bout à bout, devraient donc, eux aussi, être rattachés aux *Bacterium*. Ch. Robin, Hoffmann ont bien soutenu déjà que les Bactéries ne sont que des formes de *Leptothrix*.

Le groupe des Spirobactéries semble être le mieux délimité. Toutefois, d'autres Algues, telles que les *Beggiatoa*, ont été nettement observées, au cours de leur développement, sous l'aspect de *Spirillum*.

En présence de tous ces faits contradictoires, est-on en droit de baser plutôt sur les propriétés physiologiques des Schizophytes la caractéristique des genres et des espèces ? Eug. Fournier, dans son savant travail, Hache et la plupart des observateurs compétents en pareille matière, répondent par la négative ; ne sait-on pas que, sous l'influence de conditions d'existence données, le mode d'activité de ces végétaux subit des modifications corrélatives qui ont été bien mises en lumière pour quelques-uns d'entre eux ? On connaît l'expérience de Greenfield, qui, par des cultures convenables, fit décroître le pouvoir virulent de la Bactérie charbonneuse, jusqu'à la rendre complètement inoffensive et nullement différente de la Bactérie du foin. C'est ainsi que Pasteur est parvenu, toujours au moyen de cultures appropriées, à atténuer certains virus, ou à en augmenter au contraire l'énergie. De même, quand on aura pénétré plus avant dans l'étude des propriétés physiologiques des microbes, on sera sûrement amené à remanier leur division actuelle en chromogènes, zymogènes et pathogènes. Car s'il en est qui provoquent certaines maladies en déterminant des phénomènes de fermentation au sein des milieux organiques, pourquoi ne pas les ranger parmi les formes zymogènes ?

A un autre point de vue, le polymorphisme des schyzophytes a conduit certains auteurs à admettre la mutabilité des espèces bactériennes, suivant la théorie de Lamarck et de Darwin. Or, rien ne justifie un pareil rapprochement, et il eût fallu d'abord déterminer les espèces bactériennes existantes. Un des éléments essentiels de la transformation des espèces est le temps, et quiconque a bien compris la doctrine du transformisme n'a jamais espéré voir se produire sous ses yeux des espèces nouvelles. La seule conséquence qu'il soit permis de tirer des notions fournies par Zopf, Nægeli, etc., sur les variations morphologiques des Bactériées, c'est que les diverses formes qui en sont connues actuellement ne correspondent qu'à des phases différentes de développement, et leurs noms, « qu'on doit conserver provisoirement, dit en substance Van Tieghem, désignent simplement des états de la plante... Le principe de la formation des genres est encore à chercher. »

III

L'extrême ténuité des Schizophytes explique leur facile dispersion dans l'air, l'eau et le sol, leur accumulation sur les objets qui nous entourent, et leur abondance dans les substances alimentaires qu'absorbent l'homme et les animaux. Bien qu'on possède aujourd'hui sur ce point important de l'histoire de ces végétaux des notions précises, grâce aux travaux de Pasteur et surtout de Miquel sur les organismes vivants de l'atmosphère, il reste pourtant encore bien des obscurités à dissiper touchant les conditions dans lesquelles se produit la dissémination des infiniment petits, soit dans le même milieu, soit d'un milieu dans un autre de nature différente.

Et d'abord, en ce qui concerne leur présence dans l'air, Miquel a fait connaître exactement dans quelle proportion diminue ou augmente le nombre des microbes dans l'atmosphère, soit en dehors des agglomérations urbaines importantes, soit au centre même des grandes villes, Paris étant pris pour type. L'influence de l'altitude, des saisons, de l'état de sécheresse ou d'humidité de l'air, de la violence et de la direction des vents a été soigneusement recherchée, bien qu'encore incomplètement déterminée sous certains rapports. De même, dans l'enceinte de Paris, ce consciencieux observateur a calculé la quantité relative de Bactériées que l'on rencontre dans des quartiers plus ou moins populeux, dans des habitations propres ou mal tenues, dans les hôpitaux, dans les rues, dans les égouts, etc., toujours en tenant compte de conditions météorologiques données. Je renvoie pour toutes ces indications à l'excellent ouvrage de Miquel. Ehrenberg et, depuis, Tyndall et Pasteur ont appelé l'attention sur un fait important au point de vue de la pratique chirurgicale, particulièrement dans les hôpitaux. L'air n'est pas chargé uniformément des mêmes germes, mais ceux-ci flottent dans l'atmosphère par groupes ou nuages. « Constamment, dit Tyndall, l'air charrie un nuage différent du précédent. Par conséquent, le contact d'un fluide nutritif avec un nuage de Bactéries doit amener un résultat tout autre que son contact avec l'air stérile compris entre deux nuages consécutifs... L'ouverture d'une blessure pendant le passage d'un nuage bactéridique aurait un effet très différent de son ouverture dans l'intervalle entre deux nuages. Certains caprices dans la guérison de blessures pansées trouvent peut-être ainsi leur explication. » Quoi qu'il en soit, quelques observateurs ont nié et nient encore, sinon pour toutes les formes de Bactériées, au moins pour quelques-unes d'entre elles, la possibilité de leur transmission par l'air. L'eau seule leur servirait de véhicule. Quelques faits viennent à l'appui de cette opinion. On sait, par exemple, que les microbes de la malaria ne sont jamais portés bien loin des foyers marécageux où ils ont pris naissance.

Mais en admettant qu'il en soit réellement ainsi pour quelques Schizophytes, doit-on aller jusqu'à regarder comme impossible le transfert de certains micro-organismes par l'air, même à de très courtes distances ? A cet égard, les conclusions de Koch sur la non transmissibilité par cette voie du Bacille-virgule paraissent tout au moins prématurées. L'observateur allemand, qui ne sait pas encore très bien si son Bacille n'est pas un *Spirillum*, a conclu de ses expériences de laboratoire que ce Microphyte ne résiste pas à la dessiccation, et doit infailliblement périr dans un air sec. Or, il eût fallu tenir compte du degré d'humidité, si faible qu'il fût, de l'atmosphère à l'état ordinaire ; il eût fallu en outre rechercher plus attentivement la sporulation du Bacille contaminateur, avant de la nier d'une façon aussi formelle en s'appuyant sur cette raison que ce Bacille est probablement un Spirille, et que chez les Spirilles la forme stable (dauerformen) n'est pas connue, ce qui est faux. Ces observations sont à reprendre, car c'est là un des points les plus importants de l'histoire étiologique du choléra, comme des autres maladies d'origine parasitaire. Si, en effet, certaines Bactériées adultes peuvent se dessécher, et flotter dans l'atmosphère en attendant que des conditions favorables aux manifestations de leur vitalité se produisent, comme il arrive pour les animaux dits réviviscents, on sait que le plus souvent ce sont des spores seules qui sont entraînées par l'air, et que, dans cet état de stabilité, ces végétaux résistent aux agents destructeurs pendant de longues périodes de temps.

Mais aussi, sous cette forme, ils sont parfois d'une ténuité telle que longtemps on les a regardés seulement comme des germes potentiels, des germes hypothétiques. Or, ces germes de Bactériées, que le microscope le plus puissant est souvent incapable de montrer, ont été mis en évidence par divers procédés, et principalement au moyen du rayon lumineux concentré. Tyndall et quelques autres observateurs ont justement insisté sur l'action de ces corpuscules ultramicroscopiques sur les phénomènes de polarisation de la lumière. « Lorsqu'on examine, dit le savant physicien anglais, la trace d'un faisceau parallèle traversant l'air ordinaire, avec un prisme de Nicol, placé dans une direction perpendiculaire au rayon, sa plus grande diagonale étant verticale, une portion de la lumière provenant des matières les plus ténues, se trouvant polarisée, est éteinte. D'un autre côté, les particules les plus fortes, qui ne polarisent pas la lumière, éclairent avec une intensité d'autant plus grande que le milieu dans lequel elle sont plongées est plus obscur. » Avec les procédés actuels d'ensemencement des poussières aériennes dans des vases de culture appropriée et préalablement stérilisée, on arrive au même résultat, en obtenant les formes adultes et plus facilement visibles de ces germes.

Les Schizophytes abondent dans l'eau qui est leur milieu le plus convenable. On les rencontre dans les étangs, les ruisseaux, les rivières, et, de préférence, partout où l'eau est stagnante et se charge de détritus de nature organique aux dépens desquels se nourrissent les micro-organismes, que ce soit à la surface ou à une certaine profondeur dans le sol. C'est dans l'eau également que les germes de Bactériées tenus en suspension dans l'atmosphère entrent en germination. Tyndall a appelé l'attention sur les rapports qui existent, au point de vue de leur faculté de développement, entre les germes aériens et aquatiques. Dans quel temps, par exemple, des spores desséchées sont-elles *mouillées*, et se laissent-elles pénétrer par la quantité d'eau nécessaire pour que leur activité vitale se réveille ? Au point de vue médical, on expliquerait peut-être ainsi la longueur plus grande de la période d'incubation de certaines maladies , dans des conditions données.

Les spores des Bactériées se rencontrent encore, dans certains cas, en grande quantité dans le sol, et conservent pendant des années entières leur faculté germinative. Pasteur a démontré ce fait pour les spores du *Bacillus anthracis*, susceptibles de déterminer le charbon après être restées longtemps enfouies dans la terre. Les lombrics terrestres peuvent, à un moment donné, les rapporter, incluses dans leurs déjections, à la surface du sol. Il en existe encore qui sont fixées dans la boue des rues, et qui sont reprises par l'air atmosphérique, et transportées au loin, quand les conditions de sécheresse sont convenables. L'hygiène n'a qu'à bénéficier de pareilles indications.

Pour compléter ces quelques considérations sur les milieux où vivent les Schizophytes et sur la dispersion de ces végétaux dans l'air atmosphérique, il importe de rappeler les recherches entreprises par Miquel dans le but de constater le rapport qui existe entre le nombre des micro-organismes flottants dans l'atmosphère et celui des décès causés par les maladies zymotiques. Les courbes qui représentent cette relation numérique indiquent nettement, sinon un rapport direct constant, au moins « une coïncidence de recrudescences ». C'est tout ce que la statistique peut fournir, et il serait illusoire de vouloir pousser plus avant l'investigation, et différentier, parmi ces microbes, ceux qui sont inoffensifs de ceux qui jouissent de propriétés pathogènes.

Quoi qu'il en soit, les uns et les autres, si cette distinction doit toujours être conservée, constituent autour de l'homme et des animaux un monde invisible dont l'action peut se faire sentir jusque dans l'intimité des organismes.

S'il est très simple d'expliquer par quel mécanisme les Schizophytes pénètrent dans le corps quand il existe une plaie ouverte, leur mode de pénétration par la surface intacte de la peau ou des muqueuses a été l'objet de controverses nombreuses. Pour Tyndall, les germes peuvent pénétrer à travers l'épithélium, qui reste, par contre, fermé pour leur issue. C'est ainsi que l'air expiré serait toujours optiquement pur, les microbes s'étant déposés dans les poumons.

Pasteur ne va pas aussi loin, et considère le corps humain comme complètement fermé à l'introduction des germes. Il n'en excepte que le tube digestif. Il admet aussi que le ferment ammoniacal de l'urine peut parvenir dans la vessie par la voie rénale, « apporté par le sang qui aurait pu lui-même prendre ce germe dans quelque partie du corps, par exemple par une blessure quelconque, ou communiquant avec le canal intestinal ».

Enfin, d'après les recherches les plus minutieuses qui aient été faites sur ce sujet, on est conduit, avec Chauveau, à admettre que le corps est généralement apte à absorber les microbes par la surface épithéliale des voies respiratoires (virus claveleux à l'état pulvérulent, etc.) du tube digestif (Bacilles de la tuberculose), et à les éliminer au dehors par le poumon, la peau (corpuscules figurés solides de la variole, etc.). Dans ces divers cas, le passage des micro-organismes à travers l'épithélium intact concorde avec des faits analogues observés par Ch. Richet et L. Olivier chez certains poissons présentant dans leur cavité péritonéale des microbes identiques à ceux de l'eau de mer ambiante. Van Tieghem a constaté, en outre, que le *Bacillus amylobacter* s'insinue dans l'intérieur de cellules végétales à travers leur membrane d'enveloppe.

IV

Une fois introduits dans l'organisme, les Schizophytes peuvent y évoluer sans provoquer de troubles morbides appréciables. Par contre, dans certaines conditions déterminées, ils donnent naissance à des phénomènes de divers ordres dont l'ensemble constitue les affections qu'on a qualifiées de contagieuses, virulentes, infectieuses, etc., toutes distinctions de termes qui n'ont plus de valeur, aujourd'hui que la nature de ces maladies est connue, et qu'on peut suivre de près l'étude des contages vivants, et leur mode d'action au sein de l'économie.

On sait que le corps de l'homme ou de tout animal différencié ne représente qu'un agrégat d'éléments ou cellules ayant une vie propre, doués de tous les attributs de l'individualité et groupés en associations ou unités physiologiques de plus en plus complexes (tissus, organes, systèmes et appareils). Chacun de ces *individus* morphologiques a un rôle spécial à remplir dans la vie commune de la colonie, et concourt par la division du travail à l'accomplissement d'une fonction de l'ensemble. Mais il n'en conserve pas moins tous les attributs de son existence propre : il se nourrit, respire, comme tout être unicellulaire isolé, au contact d'un milieu liquide, le sang, qui lui apporte l'oxygène et les éléments nutritifs qui lui sont nécessaires, et se charge de ses produits de désassimilation. Les liens qui unissent tous les éléments d'un même organisme apparaissent de plus en plus étroits à mesure qu'on s'élève dans l'échelle animale, et toute modification vitale de l'un d'eux doit retentir plus ou moins sur le reste de l'économie, suivant l'importance relative du rôle qu'il y joue. On conçoit que dans un semblable milieu, dont toutes les parties sont si étroitement solidaires que l'intégrité de chacune d'elles importe au fonctionnement régulier de l'ensemble, la présence d'êtres vivants, et en nombre incommensurable , doit provoquer des lésions d'une étendue et d'une diversité extrêmes.

Par leur nombre infini, les Bactériées exercent dans certains cas une action en quelque sorte mécanique sur les éléments anatomiques qu'elles entourent, les compriment, les mortifient, désagrègent la trame des tissus. La pébrine des vers à soie fournit un des exemples les plus remarquables de faits de cette nature. C'est de la même façon que dans la morve aiguë s'opère le ramollissement de la membrane pituitaire, et dans la rage ce sont encore vraisemblablement les agents de la virulence qui, en s'accumulant dans la substance nerveuse centrale, y provoquent des lésions consistant principalement dans la désagrégation des tissus envahis. Parfois le réseau capillaire est, au niveau de certains organes, comme obstrué par places par des dépôts de fibrine remplis de Microphytes. Dans d'autres cas, la présence, en certains points, de micro-organismes en quantité considérable détermine sur les tissus ambiants des phénomènes d'irritation, desquels il résulte la production d'épaississements de la trame organique, de nodosités, de tubercules, comme ceux de la phthisie ou de la morve, des formations caséeuses multiples, dites abcès métastatiques, quand les agents de la virulence ont été portés par le torrent circulatoire d'un foyer infectieux sur divers organes viscéraux, où ils pullulent par places.

Les Schizophytes agissent encore sur les éléments anatomiques en les pénétrant, en s'insinuant au sein de leur substance protoplasmique. C'est à des phénomènes de cet ordre qu'est due la formation du pus. Depuis les travaux de Strauss, on sait que la suppuration ne se produit pas sous l'unique influence d'irritants locaux. La pénétration de germes infectieux dans les globules blancs du sang, telle, par exemple, qu'elle s'opère à la surface d'une plaie exposée à l'air, est nécessaire pour transformer ceux-ci en globules de pus.

A ce mode d'action exercé par les Microphytes sur l'organisme infecté, il faut ajouter celle qui résulte de l'accomplissement de leurs fonctions nutritives. Comme les éléments anatomiques eux-mêmes, ce sont des êtres vivants qui absorbent et assimilent certaines substances qui leur sont nécessaires, et en éliminent d'autres inutiles ou nuisibles, matériaux d'excrétion dus aux phénomènes chimiques dont ils sont le siège. C'est au sein et aux dépens des mêmes milieux organiques que s'accomplissent ces diverses manifestations de l'activité vitale de ces parasites; bien plus, c'est parfois aux dépens des éléments eux-mêmes des tissus. Les effets qui en résultent pour l'organisme dépendent du nombre, de la puissance et du mode de nutrition de ces Microphytes.

Comme tous les êtres vivants, ils ont besoin d'oxygène. Les aérobies l'empruntent à l'atmosphère, et dans les milieux organiques ils absorbent celui des globules rouges du sang (dans le charbon par ex.). Les aérobies meurent au contact de l'oxygène libre, et puisent ce gaz dans les combinaisons organiques qu'ils décomposent ainsi en produits divers, comme fait la levûre de bière au contact du sucre, qu'elle transforme en alcool et en acide carbonique. Tous les anaéorobies, d'après Pasteur, doivent donc être considérés comme ferments, et ils se comportent comme tels au sein de l'économie. A la vérité, certaines formes de Bactériées sont à la fois aérobies et anaérobies, comme on a pu le constater par des cultures convenables, et en faisant varier leurs conditions d'existence. Ce fait indique uniquement que ces Microphytes jouissent d'un plus grand pouvoir d'adaptation à des conditions de milieux différents. Même, chez quelques végétaux bien différenciés et d'organisation complexe, Pasteur a observé le même phénomène. Plongées dans du gaz acide carbonique, des grappes de raisins, des prunes peuvent produire de l'alcool et de l'acide carbonique, leurs cellules constituantes devenant ferments anaérobies, à la manière des cellules de levûre. Quoi qu'il en soit, et toutes choses égales, tout parasite agissant en tant qu'anaérobie provoque au sein de l'économie des fermentations dont les produits peuvent dans certains cas déterminer des troubles pathologiques variables dans leur expression symptomatique, mais qui portent, comme nous le verrons, l'empreinte de véritables intoxications.

Outre l'oxygène qui leur est indispensable, les Schizophytes empruntent encore à l'organisme diverses substances nécessaires à leur alimentation, telles que de l'eau, du carbone qui leur est fourni par les matières hydrocarbonées (sucre, lactates, tartrates, etc.), de l'azote qu'ils puisent dans les combinaisons protéiques, des éléments minéraux qu'ils tirent de sels divers. En retour, ils éliminent dans les milieux organiques où ils pullulent des produits de désassimilation qui exercent également une action toxique, soit sur l'organisme parasitifère, soit sur eux-mêmes dans certains cas. C'est ce qui explique pourquoi il est impossible de cultiver deux générations de suite du microbe du choléra des poules, la première ayant rendu par ses excrétions le milieu de culture impropre à la vie de la seconde. Doit-on attribuer à la même cause l'absence des Microphytes caractéristiques dans certains foyers infectieux déjà anciens ?

Sans agir toujours d'une façon aussi directe, soit par leur mode d'absorption de l'oxygène, soit par leurs excrétions, sur les milieux où ils pullulent, les micro-organismes peuvent encore, dans certains états normaux ou pathologiques de l'organisme, déterminer des phénomènes de fermentation en quelque sorte à distance, en sécrétant des diastases, des ferments solubles doués des mêmes propriétés que ceux, par exemple, qui sont fournis dans le tube digestif par des éléments anatomiques différenciés. Le *Bacillus amylobacter*, qui pullule dans l'estomac des animaux herbivores, digère ainsi lui-même la cellulose et les tissus végétaux à éléments serrés et résistants qui y sont introduits. La fermentation de l'urée, qui rend les urines ammoniacales, est due également à un ferment soluble sécrété par le *Micrococcus ureæ*. D'ailleurs, pour certains Microphytes, la sécrétion d'un ferment soluble est possible en dehors de leur action propre. Pasteur a démontré ce fait pour la levûre de bière « qui produit un ferment soluble, inversif du sucre de canne, mais indépendant de la fonction de la levûre, tout au moins quand celle-ci s'exerce sur les glucoses proprement dites, où l'inversion est sans objet ».

En résumé, et en dehors des cas où l'organisme utilise l'action même de ses parasites, comme dans les actes normaux de la digestion, qu'il s'agisse des produits de transformation des matières fermentescibles appartenant aux tissus ou aux humeurs de l'économie, ou des matières excrétées par les Microphytes eux-mêmes, ces substances, encore une fois, jouissent de propriétés toxiques qui donnent à chaque maladie infectieuse une allure et une physionomie particulières. Elles sont encore peu connues dans leur composition, et l'on n'en a étudié jusqu'ici qu'un petit nombre. C'est ainsi que Duclaux a démontré dans le choléra des poules l'existence « d'une sorte de narcotique sécrété par le microbe, et pouvant agir en dehors de lui ». De même, la sepsine serait produite par le microbe de la septicémie, etc. Enfin, récemment, Ch. Bouchard a étudié avec soin le mode de production dans le tube digestif des alcaloïdes auxquels Selmi a donné le nom de ptomaïnes, leur absorption par la muqueuse intestinale, leur élimination par les reins, et leur rôle au cours des maladies infectieuses.

Si des recherches nouvelles sont encore nécessaires pour préciser le mode d'action des microbes, il est aujourd'hui démontré que toute affection virulente est produite par un élément vivant qui agit par lui-même, et non, comme on l'a soutenu, « en vertu d'une propriété d'emprunt, provenant du milieu spécial où il a végété, » et dans lequel il a puisé la matière virulente dont il s'est imbibé ou simplement « comme vernissé ». En effet, le lavage de ces éléments, aussi facile à opérer et aussi sûr que possible, n'en diminue pas la virulence. Dans les expériences de Chauveau, pratiquées sur du pus d'abcès pulmonaire d'un cheval atteint de morve aiguë, les éléments figurés isolés du liquide virulent, et soigneusement lavés, conservèrent toute leur puissance pathogénique, et déterminèrent l'apparition rapide de la morve après leur inoculation.

Mais, si grande que soit cette découverte de la nature vivante de la contagion, la théorie microbienne doit-elle être opposée à la pathologie cellulaire, comme Klebs le soutient, et arrivera-t-elle à se substituer à cette dernière? Aux premières tentatives du professeur de Prague pour formuler et soutenir les revendications trop exclusives de l'école nouvelle, Virchow a répondu comme il convenait, et, dans un mémoire trop peu connu, a précisé de nouveau l'idée qu'on doit se faire de la maladie. De fait, c'est toujours à des modifications diverses des éléments anatomiques, à des variations de leur état moléculaire, soit immédiates, soit dues à l'altération des milieux liquides ambiants, qu'on aboutit, quand on cherche à pénétrer la nature intime, l'essence même de la maladie. Or, si la cause de ces altérations, qui caractérisent tout état pathologique constitué, est, dans la plupart des cas, rigoureusement déterminée, il est tout un groupe d'affections, les maladies contagieuses, pour lesquelles ces conditions causales ont été ignorées jusqu'à nous. C'est une lacune que la théorie des germes a comblée. Comme Zuber l'a fort bien dit dans une excellente note sur cette question, cette théorie ne saurait, en pathologie, remplacer la doctrine cellulaire, parce que celle-ci est une doctrine générale, tandis que la première est une doctrine étiologique.

Circonscrite ainsi dans son domaine propre, elle n'en reste pas moins féconde en résultats. Elle a permis de pénétrer le mystère de la contagion, de la virulence. A des explications métaphysiques et vaines de phénomènes inconnus dans leurs causes, au *quid divinum* des anciens, au *génie épidémique*, etc., elle a substitué des notions précises et sûres, que l'expérimentation vérifie, sur l'hérédité, le mode de transmission, la prophylaxie et le traitement des maladies infectieuses. Ainsi, les recherches de Pasteur sur la pébrine et la flacherie des vers à soie ont permis d'attacher à ce qu'on appelle l'*hérédité* un sens plus précis. Tantôt la transmission héréditaire a lieu directement, comme dans la maladie des corpuscules, par l'œuf lui-même qui contient des corpuscules vivants; tantôt, comme dans la maladie des morts-flats, ce n'est plus le parasite lui-même qui est transmis, mais un état particulier d'affaiblissement organique qui donne aux vers une réceptivité plus grande pour la flacherie. De même, chez l'homme, c'est une semblable faiblesse native, une incapacité de résistance analogue qui constitue les prédispositions héréditaires pour certaines maladies, telles que la tuberculose.

On a reproché, avec juste raison, aux partisans de la théorie microbienne de s'attacher parfois trop exclusivement à l'étude du parasite lui-même, et de ne pas tenir assez compte de l'état de l'organisme envahi, de la composition chimique exacte des humeurs ou des tissus, et des variations qui peuvent survenir dans la constitution propre de ces milieux. Depuis les belles recherches de M. Raulin sur la végétation de l'*Aspergillus niger*, on sait que des modifications infinitésimales apportées dans la composition des liquides de culture agissent puissamment pour augmenter ou diminuer les produits de la récolte. Il en est de même de l'organisme parasitaire qui, dans des conditions déterminées, servira de milieu de culture éminemment favorable à la pullulation de certains micro-organismes, et inversement, dans des conditions quelque peu différentes des premières, deviendra réfractaire à l'action des mêmes êtres. Dans ce dernier cas, il arrive que les Schizophytes ne peuvent séjourner dans l'économie qu'à l'état de spores, et ne se développent et ne produisent leurs effets pathogéniques qu'ultérieurement et quand le terrain devient favorable.

On conçoit quel parti l'on peut tirer de ces faits pour la prophylaxie et le traitement des maladies virulentes. Et non seulement il est possible de rendre l'économie réfractaire, soit par une hygiène convenable, soit par l'emploi de substances antiseptiques appropriées, comme dans le pansement des plaies, mais on est arrivé ajourd'hui à utiliser dans le même but l'activité vitale elle-même des agents infectieux, à la régler, à atténuer leur virulence, soit au moyen de l'oxygène, soit par la chaleur, soit par des procédés de culture appropriée, de telle sorte que ces Microphytes transportés dans l'organisme n'y déterminent plus que des désordres légers, mais suffisants pour mettre désormais l'économie en état d'immunité complète, de résistance, non seulement à des germes de même nature, mais quelquefois même à des micro-organismes pathogènes différents. Il est bon de remarquer, à ce propos, que l'on tend de plus en plus à admettre qu'il n'existe pas de Schizophytes exclusivement pathogènes, qu'il n'y a en somme aucune différence entre un microbe inoffensif et un microbe nocif, et que l'action nuisible que ces êtres exercent dans des conditions données n'est, comme on l'a dit justement, que le résultat d'une sorte d'éducation que des influences de milieux suffisent à modifier ou à annihiler. On a expliqué ainsi la disparition de maladies infectieuses anciennes. De même, il suffirait à une des formes de Schizophytes inoffensives jusqu'à ce jour de traverser une série d'organismes, dans des conditions convenables, pour acquérir des propriétés pathogènes, ou, en d'autres mots, pour modifier son activité vitale, de façon à devenir pour l'homme ou les animaux la cause de maladies virulentes nouvelles.

Enfin, les divers états sous lesquels se présentent les microbes au sein de l'économie (spores ou forme adulte) alternativement et d'une façon régulière, comme dans la fièvre récurrente par exemple, et le degré de résistance différent qu'ils opposent sous ces deux formes aux agents destructeurs semblent devoir entraîner des indications thérapeutiques spéciales au cours de certaines affections virulentes en voie d'évolution. Ainsi (comme il y a 15 ans déjà, guidé par la clinique, et pressentant, d'après la marche alternante de certaines maladies, la syphilis prise pour type, le rôle des microbes dans leur genèse, M. Diday essaya de l'établir), il semble permis d'admettre aujourd'hui que, pour attaquer sûrement le principe de ces maladies', il faut réitérer l'emploi du spécifique aussi souvent que la réapparition de leurs symptômes annonce une nouvelle germination de spores qui sommeillaient ; et qu'en-

fin toute intervention thérapeutique tentée durant le temps
qui sépare les poussées les unes des autres est inutile, puisque,
à ce moment, l'agent *microbicide* ne rencontre dans l'organisme que des spores ayant une résistance supérieure à son
pouvoir.

Je ne puis, dans le cadre de cette étude, qu'effleurer ces importantes questions, qu'en esquisser brièvement les grandes
lignes. La lecture des mémoires originaux et des monographies
qui leur sont consacrés, et auxquels je renvoie, convaincra les
esprits hostiles aux idées nouvelles de l'importance et de la
grandeur du mouvement scientifique actuel qui entraîne en
avant la médecine, qu'on prévoyait et dont on pressentait l'influence, même avant qu'il n'eût commencé à se produire. Il y a
deux cents ans, Robert Boyle écrivait : « Qu'on me permette
d'exprimer l'opinion que celui qui comprend la fermentation
et la nature des ferments sera probablement plus apte que
celui qui les ignore, à donner une explication convenable de
diverses maladies (les fièvres, par exemple), qu'il n'aurait
sans doute jamais bien conçues sans jeter un coup d'œil dans
la doctrine des fermentations. » C'était là une véritable pro-
phétie, elle s'accomplit actuellement sous nos yeux.